BEI GRIN MACHT SICH IHR WISSEN BEZAHLT

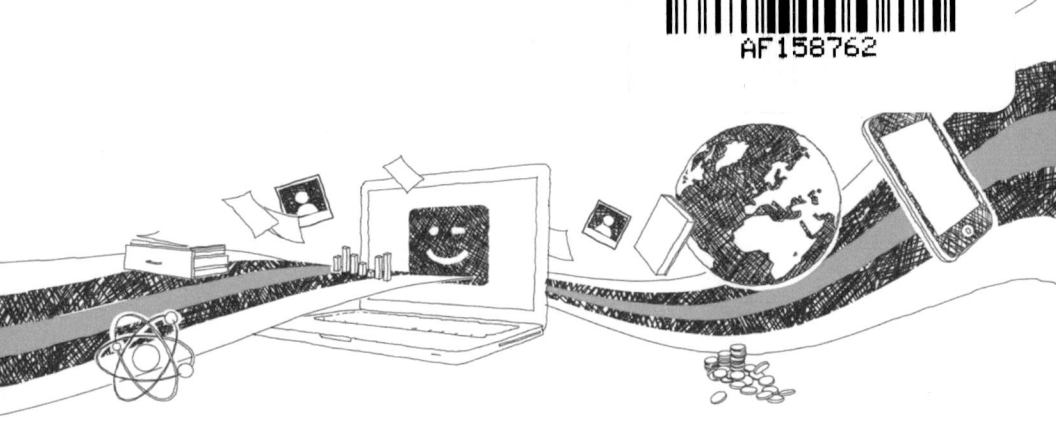

- Wir veröffentlichen Ihre Hausarbeit, Bachelor- und Masterarbeit

- Ihr eigenes eBook und Buch - weltweit in allen wichtigen Shops

- Verdienen Sie an jedem Verkauf

Jetzt bei www.GRIN.com hochladen und kostenlos publizieren

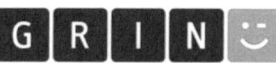

Bibliografische Information der Deutschen Nationalbibliothek:

Die Deutsche Bibliothek verzeichnet diese Publikation in der Deutschen National-bibliografie; detaillierte bibliografische Daten sind im Internet über http://dnb.d-nb.de/ abrufbar.

Dieses Werk sowie alle darin enthaltenen einzelnen Beiträge und Abbildungen sind urheberrechtlich geschützt. Jede Verwertung, die nicht ausdrücklich vom Urheberrechtsschutz zugelassen ist, bedarf der vorherigen Zustimmung des Verlages. Das gilt insbesondere für Vervielfältigungen, Bearbeitungen, Übersetzungen, Mikroverfilmungen, Auswertungen durch Datenbanken und für die Einspeicherung und Verarbeitung in elektronische Systeme. Alle Rechte, auch die des auszugsweisen Nachdrucks, der fotomechanischen Wiedergabe (einschließlich Mikrokopie) sowie der Auswertung durch Datenbanken oder ähnliche Einrichtungen, vorbehalten.

Impressum:

Copyright © 2017 GRIN Verlag
Druck und Bindung: Books on Demand GmbH, Norderstedt Germany
ISBN: 9783668946798

Dieses Buch bei GRIN:

https://www.grin.com/document/468680

Daniel Hornung

Gesundheitsförderung von unbegleiteten minderjährigen Flüchtlingen (umF). Was ist kultursensible Pflege?

GRIN Verlag

GRIN - Your knowledge has value

Der GRIN Verlag publiziert seit 1998 wissenschaftliche Arbeiten von Studenten, Hochschullehrern und anderen Akademikern als eBook und gedrucktes Buch. Die Verlagswebsite www.grin.com ist die ideale Plattform zur Veröffentlichung von Hausarbeiten, Abschlussarbeiten, wissenschaftlichen Aufsätzen, Dissertationen und Fachbüchern.

Besuchen Sie uns im Internet:

http://www.grin.com/

http://www.facebook.com/grincom

http://www.twitter.com/grin_com

Fachbereich Pflege und Gesundheit

Kultursensible Pflege

Hausarbeit im Modul 3:
Gesundheitswissenschaftliches Arbeiten und Denken

Vorgelegt von:
Daniel Hornung

Im Studiengang:
Gesundheitsförderung

SoSe 2017

Fulda, 13. August 2017

Inhaltsverzeichnis

1 **Einführung** 2

    1.1   Einleitung 2

    1.2   Methodik 4

2 **Überblick aktuelle Praxis** 6

    2.1   Prävalenz psychischer Störungen 6

    2.2   Versorgungs- und Behandlungssituation 7

3 **Psychische Belastungen** 8

    3.1   Faktoren psychischer Belastungen 8

    3.2   Überprüfung von Häufigkeit und differenziellen Einflüssen 8

4 **Rolle der sozialen Unterstützung** 10

    4.1   Auswirkung auf die psychische Gesundheit 10

    4.2   Auswirkung auf die Akkulturation 11

5 **Fazit** 12

6 **Literaturverzeichnis** 14

1 Einführung

1.1 Einleitung

In dieser Hausarbeit wird das Thema „Kultursensible Pflege" behandelt. Dieses Thema ist in Bezug auf die derzeitige Flüchtlingssituation hochaktuell. Der Verfasser verfolgt diese Thematik bereits seit dem Jahr 2015, in diesem Jahr erreichte die Anzahl der Flüchtlinge innerhalb der letzten 20 Jahre ihr Maximum. Zudem hatte der Verfasser persönlichen Kontakt zu Flüchtlingen aus Afghanistan und Syrien bei seiner aktiven Mithilfe im Rahmen der Flüchtlingshilfe des Christlichen Vereins Junger Menschen (CVJM) in seiner Heimatgemeinde Graben-Neudorf und wurde so auf die Probleme aufmerksam.

Weltweit fliehen jedes Jahr mehrere Millionen Menschen, darunter viele Kinder, aus ihren Heimatländern vor Krieg und Verfolgung. Laut UNICEF hat sich die Zahl von Kindern und Jugendlichen, die allein als Flüchtlinge oder Migranten unterwegs sind, seit 2010 fast verfünffacht. In Europa stellten 2015 und 2016 rund 170.000 unbegleitete minderjährige Flüchtlinge einen Asylantrag (UNICEF 2017: 3). Viele Flüchtlingskinder verlassen ihre Heimat, um Gewalt, Krieg, Not und Diskriminierung zu entkommen. Sie erleben auf der Flucht traumatische Ereignisse. Auffällig ist, dass dabei unbegleitete minderjährige Flüchtlinge häufiger von traumatischen Erfahrungen berichten als von Eltern begleitete Flüchtlingskinder. Dies belegen auch Oppedal und Idsoe. Die Autoren betonen hierbei, dass die psychische Problematik auch noch Jahre nach erfolgreicher Migration in dieser Personengruppe verstärkt bestehen bleibt (Oppedal/Idsoe 2015: 1).

Diese hohe Zahl und auch die kulturelle Verschiedenheit der unbegleiteten, minderjährigen Flüchtlinge stellen große Herausforderungen in der Versorgung dar. Eine gesundheitliche Versorgung, ebenso im Hinblick auf psychische Erkrankungen, ist nicht nur ein Recht von Flüchtlingskindern, sondern auch eine wichtige Voraussetzung für Bildungs- und Integrationserfolge (Metzner at al. 2016: 642).

Diese Hausarbeit behandelt im Folgenden die Problematik der Versorgung von unbegleiteten minderjährigen Ausländern und Flüchtlingskindern mit traumatischen und psychischen Störungen, da dieses Thema das besondere Interesse des Verfassers geweckt hat. Zum Herangehen an das Thema wurde als zentrale Frage die Frage „Weshalb ist die Anfälligkeit für psychische Krankheiten bei unbegleiteten Flüchtlingskindern besonders hoch und wie werden Betroffene unterstützt?" ausgewählt. Für eine Verbesserung der Lebensqualität und Gesundheit der Flüchtlingskinder sowie für die Akkulturation, das Gelingen der Eingliederung in die Gesellschaft im Gastland, ist dieses Thema von großer Wichtigkeit.

Bei den Hilfsangeboten sind zudem Probleme wie Sprachbarrieren, Ablehnung und Misstrauenshaltung der einheimischen Bevölkerung, hohe Integrationsanforderungen, ethnische Konflikte, soziale Isolation sowie finanzielle und bürokratische Schwierigkeiten zu berücksichtigen. Diese stellen eine Herausforderung an die Versorgung dar. Durch das noch lückenhafte Wissen zum Gesundheitsstand der Flüchtlinge aufgrund der oft komplexen Beschwerden gewinnen die Ansätze der kultursensiblen Pflege und Diagnostik wenig Berücksichtigung.

Vorhandene empirische Studien zeigen, dass minderjährige unbegleitete Flüchtlinge ein erhöhtes Risiko für psychische Erkrankungen haben, da sie etwa doppelt so viele traumatische Erlebnisse hatten wie begleitete Minderjährige. Eine effiziente und frühzeitige Behandlung der Traumafolgestörungen reduziert die spezifischen Beeinträchtigungen der Flüchtlingskinder, fördert deren Integration und senkt zugleich die Gesundheitsfolgekosten (Metzner at al. 2016: 650).

Der Verfasser legt den Schwerpunkt seiner Annotation daher auf die Versorgungssituation psychisch kranker unbegleiteter Flüchtlingskinder im Hinblick auf die Akkulturation.

1.2 Methodik

Bei der Bearbeitung der vorliegenden annotierten Bibliographie wurde zuerst nach der Problemstellung der kultursensiblen Pflege gesucht. Eine Recherche erfolgte in öffentlichen Suchmaschinen. Dabei kristallisierte sich die Frage, ob Menschen mit einem Migrationshintergrund in Gastländern ausreichend medizinisch versorgt werden können. Die Suche wurde in der Hochschulbibliothek mit FILIP konkretisiert. Erste Ergebnisse zeigten, dass Traumatisierung und psychische Erkrankungen Folge der Flucht sind und hier ein besonderer Behandlungsbedarf bei unbegleiteten minderjährigen Flüchtlingen besteht.

Recherchiert wurde im Juli 2017 über die Suchmaschinen Google Scholar und PubMed, das Erscheinungsjahr wurde auf die letzten fünf Jahre beschränkt. Die deutschen und englischen Schlüsselwörter für die systematische Suche lauteten: Kultursensible Pflege, Migranten, Flüchtlinge, Flüchtlingskinder, minderjährige Flüchtlinge, minderjährige Ausländer, unbegleitete minderjährige Flüchtlinge, Trauma- und psychische Erkrankungen, psychische Auffälligkeiten, psychische Gesundheit, Versorgung, Depression, posttraumatische Stresssymptome, posttraumatische Belastungsstörungen, Hilfsangebote für Flüchtlingskinder, Akkulturation, cultur-sensitive diagnostics, refugees, refugee children, mental health, acculturation, culture competence, discrimination, unaccompanied refugee minors, unaccompanied minor asylum-seekers, depression, post-traumatic stress symptoms, trauma, trauma-related disorders.

Nach erfolgter Durchsicht und Klassifizierung der gefundenen Literatur wurde der Fokus auf Publikationen gerichtet, die unbegleitete minderjährige Flüchtlinge thematisieren und drei aussagekräftige Quellen ausgewählt.

Die erste Quelle ist ein wissenschaftlicher Artikel aus der Monatsschrift „Kinderheilkunde" von Mannhart und Freisleder. Dieser Artikel beschreibt die Traumatisierung bei unbegleiteten minderjährigen Flüchtlingen und deren Behandlung. Bei der zweiten Quelle handelt es sich um eine Originalarbeit von Rücker et al., in der psychische Belastungen bei unbegleiteten minderjährigen Ausländern anhand einer Studie untersucht werden. Die letzte Quelle ist eine auf Englisch verfasste, skandinavische Studie von Oppedal und Idsoe. Diese beschreibt die Rolle der sozialen Unterstützung bei der Akkulturation und der psychischen Gesundheit von unbegleiteten minderjährigen Asylsuchenden.

Alle drei Quellen weckten das Interesse des Verfassers, da sie teils mit unterschiedlichen Behandlungsmethoden das Ziel einer Verbesserung der psychischen Gesundheit von unbegleiteten minderjährigen Flüchtlingen hatten und eine hohe Relevanz zur Bearbeitung des Themas gegeben war. Daher wurden die bereits oben aufgeführten, folgenden drei Quellen annotiert: Mannhart und Freisleder (2017), Rücker et al. (2017), Oppedal and Idsoe (2015).

Auf die kombinierte Verwendung der weiblichen und männlichen Sprachform wurde zur besseren Lesbarkeit verzichtet. Personenbezeichnungen gelten ausnahmslos für beiderlei Geschlecht.

Das Fazit reflektiert die beschriebenen Standpunkte und knüpft an aktuelle Probleme in der gegenwärtigen Versorgung an.

2 Überblick aktuelle Praxis

2.1 Prävalenz psychischer Störungen

Die hohe Zahl der begleiteten und unbegleiteten Flüchtlingskinder, die in den letzten Jahren und Monaten nach Deutschland gekommen sind, ist eine große Herausforderung für diverse Hilfssysteme unseres Landes. Laut statistischem Bundesamt kamen 2015 rund 42.300 unbegleitete minderjährige Flüchtlinge nach Deutschland. Die Mehrzahl (bis zu 97%) der unbegleiteten minderjährigen Flüchtlinge hat traumatisches vor und während der Flucht erlebt und oftmals Kriegserfahrungen gemacht (Witt et al. 2015: 211).

Zudem ist diese Gruppe im Vergleich zu begleiteten Flüchtlingskindern besonders starken Belastungen ausgesetzt, da sie bei allen Problemen auf sich selbst gestellt ist. Diese Kinder müssen alleine flüchten, manche verlassen ihr Heimatland nach dem Tod der Eltern oder werden auf der Flucht von diesen getrennt. Sie fliehen vor Krieg, familiärer Gewalt, Konflikten, Katastrophen oder Armut und sind ohne die Unterstützung erwachsener Bezugspersonen häufig Gefahrensituationen und Übergriffen während der Flucht ausgesetzt. Sie sind schutzlos bei Übergriffen, bei illegaler Flucht, erfahren häufig Schwierigkeiten in Flüchtlingslagern, geraten in Gewaltsituationen bis hin zur Vergewaltigung (Mannhart/Freisleder 2017: 39).

Durch die schrecklichen Erlebnisse in ihrem Heimatland und auf der Flucht sind unbegleitete minderjährige Flüchtlinge bereits psychisch hoch vorbelastet. wenn weitere Schwierigkeiten im Exilland wie Wohnungswechsel, fehlende soziokulturelle Orientierung, unsicherer Aufenthaltsstatus, fehlende Zukunftsperspektive, Heimweh oder große Angst um die zurückgelassene Familie hinzukommen. Diese fortlaufenden Traumatisierungsprozesse erschweren die Entwicklung sowie die Integration. Die Zeit nach der Ankunft im Gastland und die dortige Situation ist daher für traumatisierte Flüchtlingskinder von großer Relevanz für ihre psychische Stabilität und ihren weiteren Lebenslauf (Mannhart/Freisleder 2017: 40).

Wenn psychische Erkrankungen frühzeitig behandelt werden, ist dies eine Basis zur gelungenen Integration der betroffenen unbegleiteten Flüchtlingskinder und verhindert so einen chronischen Krankheitsverlauf (Mannhart/Freisleder 2017: 47).

2.2 Versorgungs- und Behandlungssituation

Begleitete und unbegleitete minderjährige Flüchtlinge führen zu erheblichen Anforderungen an die Versorgungssysteme in Deutschland. Zu diesen Anforderungen zählen etwa die Gewährleistung einer menschenwürdigen Unterbringung oder die Möglichkeit auf Schulbildung und Ausbildung. Die gesundheitliche Versorgung, auch im Hinblick auf psychische Erkrankungen, stellt nicht nur ein Recht von geflüchteten Kindern beziehungsweise Jugendlichen, sondern auch eine notwendige Voraussetzung für Bildungs- und Integrationserfolge dar.

Die kbo-Heckscher Klinik, eine große Klinik für Kinder- und Jugendpsychiatrie, Psychosomatik und Psychotherapie mit Versorgungsauftrag für den Bezirk Oberbayern, behandelt unbegleitete Flüchtlingskinder in der psychiatrischen Institutsambulanz. Die Fallzahlen haben sich seit 2012 von 50 Behandlungen im Quartal auf knapp 300 Behandlungsfälle in 2015 erhöht. Ebenfalls wurde eine steigende Inanspruchnahme der Notfallambulanz festgestellt. Der Anteil der vollstationär versorgten Patienten erhöhte sich durch die Behandlung der unbegleiteten Flüchtlingskinder um 17% (Mannhart/Freisleder 2017: 43).

Die unbegleiteten minderjährigen Flüchtlinge zeigten sich bei der Aufnahme auf die Akutstationen vielfach traumatisiert und waren in akuten Gefährdungssituationen. Bei 77% bestand akute Suizidgefahr, was die Auswertung der Daten von 151 Behandlungsfällen zeigte. Es wurden überwiegend depressive Episoden (38,4%), Anpassungsstörungen (33,3%) und Posttraumatische Belastungsstörungen (26,7%) diagnostiziert. Kriseninterventionen von einem bis vier Tagen Dauer reichten bei 41% der Patienten zur Hilfe aus, bei 56% waren fünf bis 30 Tage stationärer Aufenthalt für eine Stabilisierung des Gesundheitszustandes nötig (Mannhart/Freisleder 2017: 43 f.).

Aufgrund der Verständigungsprobleme und der kulturellen Unterschiede benötigen unbegleitete Flüchtlingskinder zudem eine aufwendigere Versorgung, die Diagnosestellung gestaltet sich schwieriger. Die Klinik stellt Informationsblätter für die stationäre Aufnahme in verschiedenen Muttersprachen zur Verfügung, trotzdem müssen ausreichend geschulte Dolmetscher in die Behandlung mit einbezogen werden, da die Flüchtlingskinder bei ihrer Einlieferung mit Verunsicherung, Scham und Angst zu kämpfen haben. Sie sind misstrauisch, da in ihren Heimatländern psychische Probleme oft negativ beurteilt werden. Ein dolmetscherbegleitetes Gespräch verringert die Anspannung und fremdaggressives Verhalten. Zudem können die Dolmetscher die kulturellen Normen mit in das Gespräch und bei der Behandlung einbringen. Ebenfalls ist die Förderung der interkulturellen Kompetenzen der Klinikmitarbeiter für den Aufbau einer verständnisvollen und hilfreichen Betreuung der Patienten fundamental. (Mannhart/Freisleder 2017: 46).

3 Psychische Belastungen

3.1 Faktoren psychischer Belastungen

Der lebensgefährliche Fluchtweg, der von Hunger, Verfolgung, Gewalt, Trennung von der Familie sowie der Angst vor einer zukünftigen Abschiebung begleitet wird, bleibt nicht ohne psychische Folgeschäden bei allen Flüchtlingen (Nesterko et al. 2016: 1).

Besonders für Flüchtlingskinder kann die Ankunft im Asylland, verbunden mit einem Kulturschock und der Anforderung einer funktionierenden Akkulturation, zusätzlich eine weitere traumatische Lebenserfahrung darstellen (Reinelt et al. 2016: 233).

Rücker et al. (2017: 251) weisen in ihren Ausführungen ebenfalls darauf hin, dass die Gruppe der unbegleiteten Ausländerkinder noch höheren Belastungen ausgesetzt ist, da sie ohne Schutz und Hilfe eines Familienangehörigen die Flucht bewältigen muss. Sie nennen als zusätzliche Faktoren, die das Risiko für psychische Erkrankungen verstärken können: Verständigungsprobleme, mangelndes Bildungsangebot, Heimweh, kein Kontakt zu den zurückgebliebenen Familienangehörigen, Alltagsrassismus und bürokratische Hürden, die von den Flüchtlingskindern absolviert werden müssen. Rücker et al. (2017: 251) kommen zu dem Ergebnis, dass unbegleitete, minderjährige Flüchtlinge daher eine Risikogruppe für psychische Belastungen und Erkrankungen bilden, was ihre Studie sowie mehrere empirische Befunde belegen.

3.2 Überprüfung von Häufigkeit und differenziellen Einflüssen

Eine freiwillige Befragung bezüglich der Häufigkeit psychischer Belastung und unterschiedlichen Einflüsse wie Alter, Dauer der Flucht und Aufenthaltsstatus wurde bei insgesamt 52 jungen, in Deutschland lebenden Flüchtlingen zwischen April und Juni 2016 in Jugendhilfeeinrichtungen des SOS Kinderdorf e.V. und des Projekts PETRA in verschiedenen deutschen Bundesländern durchgeführt. Bei diesen Gelegenheitsstichproben wurde mit Hilfe des Refugee Health Screenings-15 (Hollifield et al. 2013: 202 ff.) nach Symptombelastungen und Distress-Erleben gefragt. In älteren Studien wurde die Verbindung von traumatischen Lebenserfahrungen, posttraumatischem Stress und Depressionen bei Flüchtlingskindern nachgewiesen. Schätzungsweise sind bis zu 30% der unbegleiteten minderjährigen Ausländer von diesen Erkrankungen im diagnostischen Sinn betroffen, bis zu 30% zeigen ein klinisch relevantes Distress-Erleben (Rücker et al. 2017: 250).

Die vorliegende Studie von Rücker et al. beschäftigte sich mit den psychischen Symptomen unter dem Einfluss von Alter, aufenthaltsrechtlichem Status und individueller Bewältigungsfähigkeit bei unbegleiteten Flüchtlingskindern. Bei der Befragung schilderten die jüngeren Kinder, die unter 16 Jahre alt waren, gegenüber den älteren Befragten vermehrt Anzeichen von Angst, Depression und Trauma. Die Ergebnisse der Studie bekräftigten somit die Annahme, dass ein jüngeres Alter ein wichtiges Kriterium in Bezug auf die psychische Belastung ist. Dies erschließt sich daraus, dass jüngere Flüchtlingskinder bereits mit dauerhaften Szenarien von Terror, Krieg, Gewalt und sonstigen Konflikten aufgewachsen sind (Rücker et al. 2017: 251 f.).

Wenn sich solche Stressauslöser anhäufen, besteht eine große Gefahr für die Entwicklung psychischer Probleme und daher ist eine verbindliche gesetzliche Regelung zur effektiven Unterstützung und Behandlung der unbegleiteten minderjährigen Flüchtlinge erforderlich (Fegert et al. 2014: 7).

Das Ergebnis der Studie zeigt, dass unbegleitete Flüchtlingskinder eine Risikogruppe für psychische Belastungen und Erkrankungen sind. Mehr als jedes zweite Kind hatte klinisch bedeutsame Symptombelastungen und Distress-Erlebnisse. Spezielle Versorgungsangebote sollten zudem auch im Hinblick auf den Kinderschutz dringend entwickelt sowie die Betreuungssettings individuell angepasst werden, um die Integration und positive Akkulturation bei den unbegleiteten minderjährigen Ausländern zu fördern (Rücker at al. 2017: 254).

4 Rolle der sozialen Unterstützung

4.1 Auswirkung auf die psychische Gesundheit

Unbegleitete minderjährige Asylsuchende haben durch den Elternverlust und andere schwierige Lebensumstände häufiger traumatischen Ereignissen erlebt. Sie leiden auch Jahre nachdem sie einen Wohnsitz in ihrem Zielland erhalten haben an schwerwiegenderen psychischen Problemen als andere Flüchtlings- und Immigrantenkinder. Nur wenige Studien haben sich bisher mit dem Zusammenhang einer sozialen Unterstützung und positiven Auswirkung auf die Gesundheit der jugendlichen, unbegleiteten Flüchtlinge auseinandergesetzt. Eine ältere Studie von Cohen aus dem Jahr 1992 stellt die Hypothese auf, dass soziale Netzwerke ein Gefühl von Stabilität in der Lebenssituation sowie ein Gefühl der Wertschätzung vermitteln (Oppedal/Idsoe 2015: 2, Cohen 1992:109 ff.).

Die Studie von Oppedal und Idsoe untersuchte die anhand ihres Fragebogens ermittelten Daten von 895 unbegleiteten minderjährigen Flüchtlingen, die mindestens 13 Jahre alt waren, als ihr Asylantrag in Norwegen genehmigt wurde. Zum Zeitpunkt der Befragung betrug ihr Durchschnittsalter 18,6 Jahre. Es wurde untersucht, inwieweit Familiennetzwerke im Ausland und Gleichaltrigen-Netzwerke im Umsiedlungsland als unterstützend wahrgenommen wurden (Oppedal/Idsoe 2015: 1).

Ergebnisse der Studie zeigten, dass von den 79% der Teilnehmer, die von Kriegserfahrungen berichteten, 52% aktuelle kriegsbezogene intrusive Symptome hatten. Teilnehmer, die Kontakt zu ihren Familien im Heimatland hatten, berichteten über stärkere soziale Unterstützung und niedrigere Depressionswerte als Teilnehmer ohne Kontakt (Oppedal/Idsoe 2015: 4 f.). Die Familie im Ausland bildet hierbei aber auch eine wichtige Quelle für emotionale Unterstützung im Sinne von Gefühlen der Zugehörigkeit und dem Selbstwertgefühl (Cohen 1992: 109 ff.). Zudem hilft den unbegleiteten minderjährigen Flüchtlingen der Kontakt zu ihren Familien bei der Identitätsfindung und ermöglicht es ihnen, eine Brücke zwischen Vergangenheit und Gegenwart zu schlagen (Oppedal/Idsoe 2015: 2.)

4.2 Auswirkung auf die Akkulturation

Für Flüchtlingskinder ist das Leben im Asylland, verbunden mit der Anforderung der Anpassung an die Kultur der Bevölkerungsmehrheit und an die traditionelle Kultur, eine weitere Herausforderung für ihre Entwicklung (Oppedal/Idsoe 2015: 2). Hierbei ist es für sie wichtig, Kulturkompetenzen zu erwerben.

Unter Kulturkompetenz verstehen Oppedal und Idsoe nach ihrer älteren Studie aus dem Jahr 2012 das Wissen und die Fähigkeiten bezüglich nonverbaler und verbaler Kommunikation sowie zwischenmenschliche Verhaltensmuster und den damit verbundenen Werten. (Oppedal/Idsoe 2012: 683ff).

Die bisherige Forschung hat einen Zusammenhang zwischen Kulturkompetenz und psychischer Gesundheit im Hinblick auf das Selbstwertgefühl und die Verinnerlichung der Symptome bei begleiteten und unbegleiteten Flüchtlingskindern bestätigt. Auch Oppedal und Idsoe untersuchten die potenzielle Rolle von Freunden und Peer-Netzwerken im Umsiedlungsland sowie Diskriminierung und deren Auswirkung auf die psychische Gesundheit (Oppedal/Idsoe 2015: 1).

Es zeigte sich, dass Freunde aus demselben Herkunftsland genauso wie leibliche Familien zum Erhalt und der weiteren Entwicklung der herkunftslandbezogenen Kulturkompetenz beitragen. Der Kontakt mit norwegischen Freunden fördert hingegen das Wissen und die Fähigkeiten in Bezug auf Sprach- und Verhaltensmuster, wodurch eine erfolgreichen Kulturzugehörigkeit zum Gastland wahrgenommen wird (Oppedal/Idsoe 2015: 2).

Die Ergebnisse der Studie verdeutlichten, dass soziale Unterstützung zu Gleichaltrigengruppen, unabhängig ihres kulturellen Hintergrundes, eine stärkere Akkulturation und parallel weniger depressive Symptome nach sich zog und zudem die negativen Effekte wahrgenommener Diskriminierungen verringerten. (Oppedal/Idsoe 2015: 6).

Oppedal und Isdoe schlagen vor, dass alternativ und ergänzend zu professionellen psychatrischen Dienstleistungen bei traumatisierten Flüchtlingskindern auch von Caseworker, NGOs, Schulen und anderen Einrichtungen gesundheitsfördernde Maßnahmen erbracht werden können, um die wahrgenommene Diskriminierung und die psychische Gesundheit zu verbessern. Dazu gehören die folgenden Möglichkeiten: Familienangehörige im Ausland finden und Kontakt herstellen, Erleichterung beim Aufbau von kulturell vielfältigen, sozialen Netzwerken, einschließlich Host- und Peer-Netzwerken sowie die Organisation von Aktivitäten zur Stärkung der Kulturkompetenz (Oppedal/Idsoe 2015: 7).

5 Fazit

Zusammenfassend wird deutlich, dass die unbegleiteten, minderjährigen Flüchtlinge aufgrund der traumatischen Erfahrungen, die sie gemacht haben, eine besondere Risikogruppe für psychische Erkrankungen darstellen (Rücker et al. 2017:51). Besonders das junge Alter ist hinsichtlich der psychischen Belastung der Flüchtlinge ein wichtiger Faktor, der diese Gruppe noch anfälliger für psychische Krankheiten macht.

Wie Mannhart und Freisleder (2017:40) in ihrer Studie zur Traumatisierung und Behandlung von unbegleiteten, minderjährigen Flüchtlingen feststellten, kann bei frühzeitiger Behandlung nicht nur verhindert werden, dass die Krankheit chronisch wird, sondern auch die Akkulturation kann dadurch unterstützt werden. Außerdem bewies die Studie, dass die Behandlung für die spätere Entwicklung der Flüchtlingskinder essentiell ist.

Anhand der Daten der kbo-Heckscher Klinik konnte festgestellt werden, dass die Nachfrage an Behandlung von Flüchtlingskindern im psychiatrischen Institut enorm gestiegen ist. Um den Erkrankten zu helfen, wurden verschiedene Angebote eingeführt, die die Flüchtlingskinder im Heilungsprozess unterstützen sollen. So wurden Informationen zur Behandlung in der jeweiligen Muttersprache der Flüchtlingskinder angelegt, Dolmetscher angestellt sowie die Klinikmitarbeiter speziell geschult.

Neben dieser exemplarischen Darstellung der aktuellen Praxis fordert die Studie von Rücker et al. (2017:254) eine Weiterentwicklung der Versorgungsangebote sowie der Betreuungssettings, um den Prozess der Akkulturation sowie der Integration zu fördern.

Die Studien von Oppedal und Idsoe aus dem Jahre 2015 zeigen den hohen Stellenwert sozialer Unterstützung sowohl hinsichtlich der psychischen Gesundheit der Flüchtlingskinder als auch ihrer Akkulturation. Als Maßnahmen hierfür wurde einerseits der Kontaktaufbau zur Familie im Heimatland genannt, andererseits trägt auch der Umgang mit Gleichaltrigen verschiedener Kulturen zur stärkeren Akkulturation bei. Im Ausblick nennen Oppedal und Idsoe (2015: 7) verschiedene Vorschläge, die psychiatrische Behandlungen ergänzen könnten und sich gesundheitsfördernd auf die Flüchtlingskinder und deren Psyche auswirken könnten.

Der Verfasser kommt so zur Konklusion, dass die unbegleiteten Flüchtlingskinder aufgrund ihres psychischen Ausnahmezustandes und ihren schwierigen Lebensumständen ein deutlich erhöhtes Risiko haben, psychisch zu erkranken. Wie die Studien ergaben, gibt es verschiedene Ansätze, sowohl von medizinischen Einrichtungen als auch von Organisationen oder Verbänden, diese Flüchtlingskindern zu unterstützen. Die Frage, weshalb die Anfälligkeit für psychische Krankheiten bei unbegleiteten Flüchtlingskindern besonders hoch ist, lässt sich einerseits mit ihrem jungen Alter begründen, dass sie ohnehin schwerer Traumata und ähnliches verarbeiten lässt, andererseits erhöht ihr Alter gleichzeitig das Risiko, Opfer von Gewalt, Überfällen oder anderen traumatischen Erlebnissen zu werden. Da die Anzahl von Flüchtlingskindern mit Bedarf an psychischer Hilfe gestiegen ist, gibt es auch verschiedene Unterstützungsangebote für die Betroffenen. Trotzdem sollten diese in Zukunft weiterhin ausgebaut und den Anforderungen entsprechend modifiziert werden, sodass der Entwicklungsprozess der Flüchtlingskinder gefördert wird. Dadurch wird der Grundstein gelegt, dass die Integration und die Akkulturation gelingt und sich die Flüchtlingskinder später gesund sind und willkommen fühlen.

6 Literaturverzeichnis

Cohen, S. (1992): Stress, Social Support, and Disorder. In: H. O. F. Veiel & U. Baumann (Hg.): The meaning and measurement of social support. New York: Hemisphere Press., 109-124.

Fegert, J.; Ludolph, A.; Wiebels, K. (2014): Gemeinsame Stellungnahme der kinder- und jugendpsychiatrischen Fachgesellschaft und Fachverbände DGKJB, BAG KJPP, BKJPP zur Perspektive unbegleiteter minderjähriger Flüchtlinge (UMF) bei Erlangung der Volljährigkeit. Berlin: DGKJB, BAG KJPP, BKJPP. Online verfügbar unter: http:/www.dgkjp.de/stellungnahmen-positionspapiere/stellungnahmen-2014/292-umf-stelln (Zugriff am: 30.07.2017).

Hollifield, M.; Verbillis-Kolp, S.; Farmer, B.; Toolson, E.C.; Woldehaimanot, T.; Yamazaki, J. et al. (2013): The Refugee Health Screener-15 (RHS-15). Development and validation of an instrument for anxiety, depression, and PTSD in refugees. In: General hospital psychiatry 35 (2): 202–209. DOI: 10.1016/j.genhosppsych.2012.12.002.

Mannhart, A.; Freisleder,F.J. (2017): Traumatisierung bei unbegleiteten minderjährigen Flüchtlingen. In: Monatsschrift Kinderheilkunde 165.1: 38-47. DOI: 10.1007/s00112-016-0199-3.

Metzner, F.; Reher, C.; Kindler, H.; Pawils, S. (2016): Psychotherapeutische Versorgung von begleiteten und unbegleiteten minderjährigen Flüchtlingen und Asylbewerbern mit Traumafolgestörungen in Deutschland. In: Bundesgesundheitsblatt-Gesundheitsforschung-Gesundheitsschutz 59.5: 642-651. DOI: 10.1007/s00103-016-2340-9.

Nesterko, Y.; Kaiser, M.; Glaesmer, H. (2016): Kultursensible Aspekte während der Diagnostik von psychischen Belastungen bei Flüchtlingen - Zwei kommentierte Fallberichte. In: Psychotherapie, Psychosomatik, medizinische Psychologie 2017, 67(03/04): 109-118. DOI: 10.1055/s-0042-107802.

Oppedal, B.; Idsoe, T. (2012): Conduct problems and depression among unaccompanied refugees: The association with pre-migration trauma and acculturation. Anales de Psicología/Annals of Psychology 28: 683–694. DOI: 10.6018/analesps.28.3.155981

Oppedal, B.; Idsoe, T. (2015): The role of social support in the acculturation and mental health of unaccompanied minor asylum seekers. Scandinavian journal of psychology 56: 203-211. DOI: 10.1111/sjop.12194

Reinelt, T.; Vasileva, M.; Petermann, F. (2016): Psychische Auffälligkeiten von Flüchtlingskindern. In: Kindheit und Entwicklung 25 (4): 231–237. DOI: 10.1026/0942-5403/a000207.

Rücker, S.; Büttner, P.; Lambertz, B.; Karpinski, N.; Petermann, F. (2017): Resilient oder Risikogruppe? Psychische Belastungen bei unbegleiteten minderjährigen Ausländern (umA) in Deutschland. In: Praxis der Kinderpsychologie und Kinderpsychiatrie, 66(4): 242-258.

UNICEF (2017): Zahl der unbegleiteten minderjährigen Flüchtlinge und Migranten hat sich seit 2010 verfünffacht. Köln/New York: UNICEF. Online verfügbar unter: https://www.unicef.de/informieren/aktuelles/presse/2017/zahl-minderjaehriger-fluechtlinge-steigt/141102. (Zugriff am: 30.07.2017).

Witt, A.; Rassenhofer, M.; Fegert, J.M.; Plener, P.L. (2015): Hilfebedarf und Hilfsangebote in der Versorgung von unbegleiteten minderjährigen Flüchtlingen. In: Kindheit und Entwicklung 24 (4): 209–224. DOI: 10.1026/0942-5403/a000177.

BEI GRIN MACHT SICH IHR WISSEN BEZAHLT

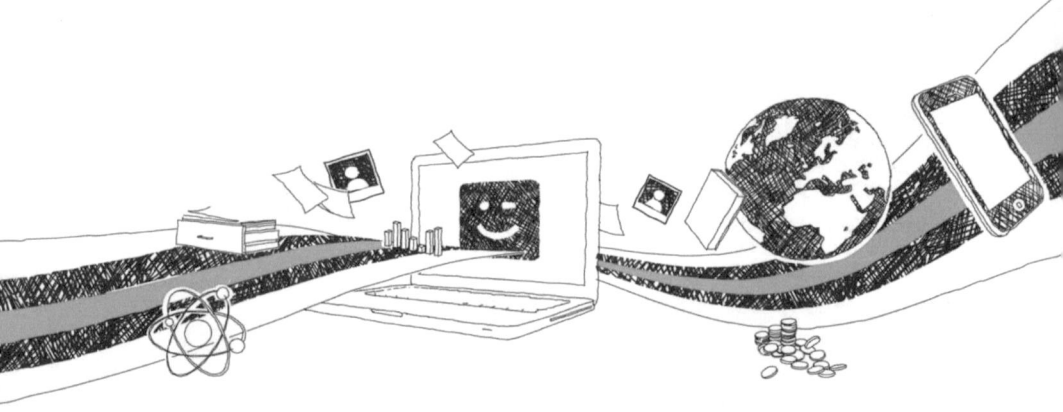

- Wir veröffentlichen Ihre Hausarbeit, Bachelor- und Masterarbeit

- Ihr eigenes eBook und Buch - weltweit in allen wichtigen Shops

- Verdienen Sie an jedem Verkauf

Jetzt bei www.GRIN.com hochladen und kostenlos publizieren

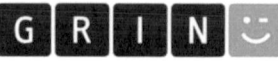